BEI GRIN MACHT SICH IHR WISSEN BEZAHLT

- Wir veröffentlichen Ihre Hausarbeit,
  Bachelor- und Masterarbeit

- Ihr eigenes eBook und Buch -
  weltweit in allen wichtigen Shops

- Verdienen Sie an jedem Verkauf

Jetzt bei www.GRIN.com hochladen
und kostenlos publizieren

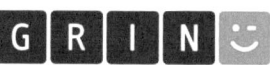

Gesundheitsmanagement im Sport. Sportprävention bei Diabetes melitus Typ 2

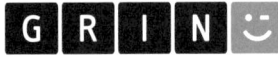

Bibliografische Information der Deutschen Nationalbibliothek:

Die Deutsche Nationalbibliothek verzeichnet diese Publikation in der Deutschen Nationalbibliografie; detaillierte bibliografische Daten sind im Internet über http://dnb.d-nb.de abrufbar.

ISBN: 9783346269287
Dieses Buch ist auch als E-Book erhältlich.

Das Buch bei GRIN: https://www.grin.com/document/936988

Deutsche Hochschule für

Prävention und Gesundheitsmanagement

Hermann Neuberger Sportschule 3

66123 Saarbrücken

Einsendeaufgabe

Fachmodul:	Gesundheitsmanagement im Sport
Studiengang:	Sportökonomie
Datum Präsenzphase:	03.08.2020-06.08.2020
Studienort:	**Stuttgart**
Semester:	**SS18**

Inhaltsverzeichnis

1   Teilaufgabe 1 - Bedarfsanalyse

Die vorliegende Arbeit befasst sich mit dem Themenschwerpunkt „Konzept zur Prävention bewegungsmangelbedingter Gesundheitsprobleme bei Erwachsenen im Erwerbsalter durch gesundheitssportliche Aktivität". Die dargestellten Daten beziehen sich auf Erwachsene im Alter von 18-64 Jahren.

1.1   Analyse Bewegungsempfehlungen und Bewegungsverhalten bei Erwachsenen im Erwerbsalter

1.1.1   Bewegungsempfehlungen

Körperliche Aktivität ist gemäß Caspersen, Powell, & Christenson (1985) als jede Bewegung, welche über die Skelettmuskulatur herbeigeführt werden kann und den Grundumsatz erhöht, definiert. Die körperliche Aktivität kann in aerobe und muskelkräftigende körperliche Aktivität unterteilt werden. Charakterisiert wird die aerobe körperliche Aktivität durch eine mindestens zehnminütig andauernde Belastung, die Herz- und Atemfrequenz steigen lässt (U.S. Department of Healh and Human Services., 2018). Die muskelkräftigende Aktivität dient zur Gesundheit und Steigerung der Leistungsfähigkeit des aktiven und passiven Bewegungsapparates (Finger, Mensink, Lange, & Manz, 2017).

Mit einer Erhöhung von Intensität und/ oder Umfang über die Empfehlungen hinaus, können weitere gesundheitsfördernde Effekte erzielt werden (Rütten & Pfeifer, 2016).

Tab. 1: Darstellung wissenschaftlicher Empfehlungen zur gesundheitswirksamen körperlichen Aktivität bei Erwachsenen im Erwerbsalter (eigene Darstellung, 2020)

Art der körperlichen Aktivität	Ausdauernde körperliche Aktivität	Muskelkräftigende körperliche Aktivität
Umfang	75 -300 Minuten pro Woche; empfohlene Dauer abhängig von Intensität	Kräftigung aller großen Muskelguppen
Häufigkeit	Mindestens 10 Minuten andauernde Einheiten über Tag/Woche verteilen. Empfohlen sind Einheiten an 3 Tagen/Woche.	An 2 Tagen/ Woche
Intensität	Mindestens 75 Minuten/Woche empfehlenswert bei aerober körperlicher Aktivität mit höherer Intensität.	Moderate bis hohe Intensität

	Mindestens 150 Minuten/Woche empfehlenswert bei aerober körperlicher Aktivität mit moderater Intensität.	
Literaturquelle/n	Rütten, A., & Pfeifer, K. (2016). *Nationale Empfehlungen für Bewegung und Bewegungsförderung.* Erlangen: Friedrich-Alexander-Universität Erlangen-Nürnberg. U.S. Department of Healh and Human Services. (2018). *Physical Activity Guidelines for Americans (2nd Ed.).* Abgerufen am 5. August 2020 von https://health.gov/sites/default/files/2019-09/Physical_Activity_Guidelines_2nd_edition.pdf	

1.1.2 Bewegungsverhalten

Einen Aufschluss über das Bewegungsverhalten Erwachsener liefert die DEGS1-Studie, welche in den Jahren 2008-2011 durchgeführt wurde. Laut Studie, welche 7899 Erwachsene im Alter von 18 bis 79 Jahre berücksichtigt, bewegen sich insgesamt 79,6% der Erwachsenen weniger als die empfohlene Mindestdauer (Krug, Jordan, Mensink, Müters, Finger, & Lampert, 2013). Frauen sind insgesamt weniger körperlich aktiv als Männer. Ebenfalls wurde ein Zusammenhang zwischen sportlicher Aktivität sowie dem Achten auf das Bewegungsverhalten und dem sozialen Status festgestellt.

Eine detaillierte Darstellung der Ergebnisse ist in Tab.2 zu sehen.

Tab. 2: Körperliche Aktivität – Häufigkeit nach Geschlecht und Alter in Prozent (modifiziert nach Krug, Jordan, Mensink, Müters, Finger, & Lampert, 2013)

Körperliche Aktivität	Alter in Jahren					
	18-29	30-39	40-49	50-59	60-69	Gesamt*
Frauen weniger als 2,5h/Woche	81,6	87,7	83,0	84,5	83,2	84,0
Frauen mehr als 2,5h/Woche	18,4	12,3	17,0	15,5	16,8	16
Männer weniger als 2,5 h/Woche	58,7	73,0	77,3	79,5	80,7	73,8
Männer mehr als 2,5h/Woche	41,3	27,0	22,7	20,5	19,3	26,2
* Werte beziehen sich auf hier genannte Altersgruppen						

Anhand der Differenzierung des Alters ist deutlich zu erkennen, dass die körperliche Aktivität mit steigendem Alter abnimmt. Besonders bei den Männern ist eine deutliche Differenz zwischen den 18-29- und 30-39-Jährigen zu verzeichnen. Bei den Frauen ist im Alter von 30-39 Jahren die Prozentzahl einer körperlichen Aktivität von mehr als 2,5 h/ Woche am geringsten. Dies ist wohl auf Faktoren wie Schwangerschaft und das Aufziehen von Kindern zurückzuführen.

Diese Ergebnisse werden ebenfalls von der GEDA 2014/2015-EHIS-Studie gestützt. Die Hälfte der deutschen Bevölkerung wird den WHO-Bewegungsempfehlungen nicht gerecht (Finger, Mensink, Lange, & Manz, 2017). Eine detaillierte Darstellung der Studienergebnisse ist der nachfolgenden Tabelle zu entnehmen.

Tab. 3: Ergebnisse GEDA 2014/2015-EHIS-Studie nach Geschlecht und Alter in Prozent (eigene Darstellung, 2020)

Geschlecht	Frauen				Männer			
Alter (in Jahren)	18-29	30-44	45-64	Gesamt*	18-29	30-44	45-64	Gesamt*
Ausdaueraktivität mind. 2,5h/Woche	45,2	38,8	47,8	43,9	56,7	44,8	45,6	49,0
Muskelkräftigung mind. 2 Mal/Woche	34,5	21,1	29,4	28,3	43,9	28,5	26,3	32,9
Ausdauer- & Muskelkräftigungsaktivität gem. Empfehlungen	25,8	16,3	22,7	21,6	35,8	22,6	21,1	26,5
* Werte beziehen sich auf hier dargestellte Altersgruppen								

Die 2014/2015 durchgeführte Studie zeigt ebenfalls, dass Männer körperlich aktiver als Frauen sind. Der Verlauf der Prozentzahlen kommt dem in Tab. 2 beschriebenen gleich. Zu erwähnen ist dennoch, dass die Prozentzahl der körperlich aktiven Männer und Frauen im Vergleich zu der aus den Jahren 2008-2011 stammenden Studie zugenommen hat. Der Anstieg dieser Zahlen lässt den Rückschluss zu, dass in der Bevölkerung ein gesteigertes Gesundheitsbewusstsein Einzug hält. Neben den zahlreichen Fitnesseinrichtungen gewinnt auch die betriebliche Gesundheitsförderung mehr an Bedeutung (Beck & Lenhardt, 2014). Des Weiteren werden Präventionsangebote sowie Rehabilitationssport von Krankenkassen unterstützt und ermöglichen Menschen einen Einstieg in ein aktiveres Leben. In Anbetracht dieser Entwicklung kann durchaus mit Optimismus in die Zukunft geblickt werden und eine weiter ansteigende Zahl an körperlich Aktiven Personen erwartet werden.

2 Teilaufgabe 2 - Wirksamkeit körperlicher Aktivität

In den nachfolgenden Tabellen werden zwei Studien zur Wirksamkeit von Kraft- bzw.
Ausdauertraining bei Erwachsenen mit Diabetes mellitus Typ 2 dargestellt.

Tab. 4: Effekte von Ausdauer- und Krafttraining auf Diabetes mellitus Typ 2-Erkrankte (eigene Darstellung)

Literaturquelle	Maiorana, A., O´Driscoll, G., Goodman, C., Taylor, R., & Green, D. (Mai 2002). Combined aerobic and resistance exercise improves glycemic control an fitness in type 2 diabetes. *Diabetes Research and Clinical Pratice*, *56* (2), S. 115-123.
Hintergrund und Fragestellung	Die Zahl, der an Typ-2-Diabetes erkrankten Personen nimmt insbesondere in den Industrienationen deutlich zu. Durch körperliche Aktivität soll das Risiko eines vorzeitigen Todes sowie das Erleiden von Herz-Kreislauf-Erkrankungen gesenkt werden.
Methodik	In dieser Studie wurden die Effekte von achtwöchigem Zirkeltraining, welches sowohl Ausdauer- als auch Krafttraining beinhaltete, auf die Blutzuckerkontrolle, kardiorespiratorische Fitness, Muskelkraft und Körperzusammensetzung untersucht. Als Probanden wurden 16, an Typ-2-Diabetes erkrankte Personen mit einem Durchschnittsalter von 52 Jahren bestimmt und in zwei Gruppen aufgeteilt. Die erste Gruppe bestand aus sechs Probanden und trainierte innerhalb der ersten acht Wochen. Die zweite Gruppe bestehend aus zehn Probanden trainierte in den Wochen 8-16. Die Probanden nahmen während der Studie weiterhin ihre verschriebenen Medikamente ein und behielten ihren bisherigen Lebensstil bei.

	Messungen der untersuchten Faktoren erfolgten vor Beginn der Studie, nach acht Wochen sowie nach 16 Wochen. Innerhalb der Blutuntersuchung wurden Nüchternblutzucker, HbA1 sowie die Plasmalipidkonzentration analysiert.
Ergebnisse	Während die Plasmalipidkonzentration nahezu unverändert blieb, war eine Senkung bei Nüchternblutzucker und HbA1 zu beobachten. Ebenfalls konnten positive Effekte des Zirkeltrainings innerhalb der anderen untersuchten Faktoren verzeichnet werden.
Diskussion und Schlussfolgerungen	Durch körperliche Aktivität kann eine Verbesserung der Blutzuckerkontrolle erreicht werden. Zu beachten gilt es dennoch, dass dies ausschließlich durch regelmäßig durchgeführte Aktivitäten erfolgen kann. Als Indiz hierfür gelten die Messwerte der ersten Gruppe aus Woche 16. Sowohl Nüchternblutzucker als auch HbA1 nahmen nach der achtwöchigen Trainingspause annähernd die Werte von vor Beginn der Trainingsphase wieder an.

Tab. 5: Effekte von Kraftzirkeltraining auf Diabetes mellitus Typ 2 – Patienten (eigene Darstellung, 2020)

Literaturquelle	Dunstan, D., Puddey, I., Beilin, L., Burke, V., Morton, A., & Stanton, K. (April 1998). Effects of a short-term circuit weight training program on glycaemic control in NIDDM. *Diabetes Research and Clinical Practice* , *40* (1), S. 53-61.
Hintergrund und Fragestellung	Eine ausgewogene Ernährungsweise sowie körperliche Aktivität gelten als wichtige Faktoren in der Behandlung und Prävention von Diabetes mellitus Typ 2. Studien bewiesen bisher jedoch nur den Einfluss von Ausdauertraining auf diese Erkrankung und nicht die Wirkung von Krafttraining. Die Studie untersucht die Wirkung eines Zirkeltrainings auf die Blutzuckerkontrolle. Dies geschieht mithilfe von den Probanden selbst überwachten Blutzuckerspiegeln und der Messung von

	Glukose- und Insulinwerten im Rahmen einer Glukosebelastung.
Methodik	27 Probanden, davon 17 Männer und 10 Frauen, die an Diabetes mellitus Typ 2 erkrankt sind, die vorangegangenen sechs Monate keine körperliche Aktivität ausgeübt und im Zuge dessen bereits behandelt werden, wurden für die Studie ausgewählt. Nach einer vierwöchigen Startphase wurden 15 Probanden für das Zirkeltraining auserwählt und die restlichen 12 bildeten die Kontrollgruppe. Innerhalb der folgenden acht Wochen wurde vierzehntägig der Blutdruck gemessen. Die Probanden zeichneten ihre Blutzuckerwerte nach dem Aufstehen, zwei Stunden vor/nach dem Mittagessen sowie zwei Stunden nach dem Abendessen, selbstständig auf. Die Trainingseinheiten erfolgten an drei nicht aufeinanderfolgenden Tage in der Woche und beinhalteten im Laufe der ersten zwei Wochen neben zwei Sätzen pro Kraftgerät fünf Minuten Warm-Up sowie Cool-Down. Nach diesen zwei Wochen erhöhte sich die Satzzahl auf 3 Sätze. Die Dauer pro Einheit betrug ca. 60 Minuten.
Ergebnisse	Der Nüchternblutzucker blieb unverändert. Die Glukose im Serum nahm bei der trainierenden Gruppe ab und stieg in der Kontrollgruppe an. Diese Veränderung konnte allerdings durch die Beachtung der sich geänderten Körpermasse relativiert werden. Die HbA1 blieben in beiden Gruppen unverändert. Es konnte ein Rückgang der selbstständig gemessenen Blutzuckerwerte innerhalb der trainierenden Gruppe verzeichnet werden.
Diskussion und Schlussfolgerungen	Die Studie beweist, dass durch ein Kraftzirkeltraining eine verbesserte Blutzuckerkontrolle möglich ist. Anlass hierzu geben die sinkenden Blutzuckerwerte über den Trainingszeitraum, sowie die Reduktion der Plasma-Insulin-Reaktion bei einem oralen Glukosetoleranztest.

	Da sich das Training auch in den nachfolgenden 48 Stunden auf den Blutzuckerwert auswirkte, wird vermutet, dass durch eine verbesserte Glukosepermeabilität die Auffüllung leerer Glykogenspeicher in Leber- und Muskelzellen erleichtert wird. Abschließend kann dem Kraftzirkeltraining eine positive Wirkung bei Patienten mit Diabetes mellitus Typ 2 zugeschrieben werden. Als Ergänzung wird weiterhin das Ausdauertraining empfohlen.

Beide Studien bestätigen die Wirksamkeit körperlicher Aktivität bei Diabetes mellitus Typ 2. Unabhängig von der Art der körperlichen Aktivität können gesundheitsfördernde Effekte, insbesondere eine verbesserte Blutzuckerregulierung erreicht werden.

3 Teilaufgabe 3 - Zielgruppe

Um ein zielgruppenspezifisches Gesundheitssportkonzept entwickeln zu können, wird eine Definition der Zielgruppe benötigt. Diese wird in der folgenden Tabelle dargestellt.

Tab. 6: Definition der Zielgruppe zur Entwicklung eines zielgruppenspezifischen Gesundheitssportkonzeptes (eigene Darstellung, 2020)

Alter	Das Alter der Zielgruppe liegt zwischen 39-48 Jahren.
Geschlecht	Das Kurskonzept wird ausschließlich für Frauen ausgelegt, so dass das Risiko eines vorzeitigen Abbruchs aufgrund von Scham oder Unwohlbefinden bedingt durch die Kurszusammensetzung, minimiert werden kann.
Allgemeiner Gesundheitszustand	Die Teilnehmerinnen müssen eine Unbedenklichkeitserklärung ihres Arztes zu Beginn des Programms einreichen. Darin müssen alle akuten sowie in der Vergangenheit liegenden Verletzungen und Erkrankungen aufgeführt sein. Ein Ausschluss der Teilnahme erfolgt, sollte eine Kontraindikation vorliegen.

	Es handelt sich um eine Primär-/ Sekundärprävention.
Drei mögliche bzw. bestehende Gesundheitsrisiken/ -belastungen	Der Kurs richtet sich speziell an (prä-) adipöse Frauen (BMI 25-35 kg/m^2), welche bereits an Diabetes mellitus Typ 2 erkrankt sind oder ein hohes Risiko vorweisen zeitnah zu erkranken und Bewegungsmangel in ihrem Alltag aufweisen.
Bisheriges und aktuelles Bewegungsverhalten	Die Teilnehmerinnen weisen derzeit geringe bis gar keine körperliche Aktivität in ihrem Alltag auf. Dies kann sowohl durch die berufliche Tätigkeit als auch die familiäre Situation verursacht sein. Das Bewegungsverhalten in der Vergangenheit wird unterschiedlich ausgeprägt sein. In Kindheit und Jugend sind die meisten verpflichtet zumindest den Schulsport zu besuchen und erlernen dort einfache Bewegungsabläufe. In Abhängigkeit von der Erziehung wird das Bewegungsverhalten im Alltag bestimmt. Meist endet mit dem Eintritt ins Berufsleben der körperlich aktive Bewegungsstil aufgrund von Zeitmangel.
Zwei Kontraindikatoren	Als Ausschlusskriterien gelten schwere Erkrankungen des Herz-Kreislauf-Systems sowie Muskel-Skelett-Erkrankungen, welche die körperliche Leistungsfähigkeit deutlich beeinträchtigen.

4 Teilaufgabe 4 - Ziele und Inhalte

Die Ziele und Inhalte des Gesundheitssportkonzeptes, welche auf die Zielgruppe zugeschnitten sind, werden in der nachfolgenden Tabelle übersichtlich dargestellt.

Tab. 7: Kernziele, Teilziele und Inhalte des Gesundheitssportkonzeptes für die beschriebene Zielgruppe (eigene Darstellung, 2020)

Gesamtziel
Reduktion der von Diabetes mellitus Typ 2 im Alltag verursachten Beschwerden durch Integration von körperlicher Aktivität in den Lebensstil. Damit einhergehend

die Prävention weiterer Erkrankungen, die durch Bewegungsmangel verursacht werden können.

Zieldimension Gesundheitswirkungen		
Kernziel	Teilziel	Inhalt
1) Stärkung physischer Gesundheitsressourcen	1) Verbesserung der Ausdauer- und Kraftfähigkeit 2) Begleitend von Verbesserung der Dehn-, Koordinations- sowie Entspannungsfähigkeit	1) Förderung der Koordinationsfähigkeit und Aktivierung des Herz-Kreislauf-Systems in der Erwärmungsphase sowie Dehn- und Entspannungsübungen zum Abschluss der Kurseinheit 2) Der Hauptteil der Kurseinheiten besteht aus Ausdauertraining und muskelkräftigender Übungen, welche im Alltag selbstständig durchgeführt werden können
2) Verminderung von Risikofaktoren	1) Verminderung weiterer Risikofaktoren im metabolischen Bereich 2) Regulierung der bestehenden Diabetes-mellitus-Typ-2-Erkrankung	1) Aufklärung im Rahmen der theoretischen Phasen der Kurseinheiten zu Risiko- und Schutzfaktoren sowie der bereits

		bestehenden Er-
		krankung
		2) Ausdauer- und Krafttraining als Schwerpunkt der Kurseinheiten
3) Stärkung psychosozialer Gesundheitsressourcen	1) Steigerung des Wohlbefindens sowie dem Selbstbewusstsein 2) Positives Erleben von Körper und der Gruppe	1) Anwendung zielgruppenadäquater Bewegungsformen und Belastungsparameter 2) Reflexion der Erfahrungen im Abschluss der Kurseinheiten
4) Bewältigung von Beschwerden und Missempfinden	1) Stimmungsverbesserung nach körperlicher Aktivität 2) Reduzieren der Beschwerden und des Missempfinden durch Diabetes mellitus Typ 2	1) Ausdauer- und Krafttraining als Hauptbestandteil der Kurseinheiten 2) Reflexion und Austausch der Teilnehmerfahrungen in den Abschlussphasen der Kurseinheiten

Zieldimension Verhaltenswirkungen		
Kernziel	Teilziele	Inhalte
5) Aufbau von Bindung an gesundheitssportliche Aktivität	1) höhere Selbstwirksamkeitserwartung fördern 2) dauerhafte Integration von körperlichen Aktivitäten in den Alltag	1) Wissen über Trainingsziele, -effekte und -gestaltung in den theoretischen Phasen der Kurseinheiten

| | | an die Teilnehmer vermitteln |
| | | 2) Alltagsnahe Übungen im Hauptteil des Kurses erleichtern die Transformation für die Teilnehmer |

Zieldimension Verhältniswirkungen		
Kernziel	Teilziele	Inhalte
6) Verbesserung der Bewegungsverhältnisse	1) Bereitstellung eines unterstützenden Settings zur Durchführung der Kurseinheiten 2) Schaffen gesundheitsförderlicher Verhältnisse, die die Fortsetzung der erlernten Inhalte nach Kursende ermöglicht	1) Durch standardisierte, evidenzbasierte Inhalte und Abläufe und fachlich qualifizierten Kursleitern sowie räumliche, apparative Ressourcen und Qualitätsmanagement kann ein qualitativ hochwertiges Setting geschaffen werden 2) Vermittlung der notwendigen Kompetenzen zur Fortsetzung des Trainings in den Theorie- und Abschlussphasen der Kurseinheiten.

5 Literaturverzeichnis

Beck, D., & Lenhardt, U. (30. September 2014). *Betriebliche Gesundheitsförderung in Deutschland:Verbreitung und Inanspruchnahme. Ergebnisse der BIBB/BAuA-Erwerbstätigenbefragungen 2006 und 2012.* Abgerufen am 10. August 2020 von Thieme: https://www.thieme-connect.com/products/ejournals/html/10.1055/s-0034-1387744

Caspersen, C., Powell, K., & Christenson, G. (1985). Physical activity, exercise, and physical fitness: definitions and distinctions for health-related research. Public Health Report , 2, S. 126-131.

Dunstan, D., Puddey, I., Beilin, L., Burke, V., Morton, A., & Stanton, K. (April 1998). Effects of a short-term circuit weight training program on glycaemic control in NIDDM. *Diabetes Research and Clinical Practice , 40* (1), S. 53-61.

Finger, J. D., Mensink, G. B., Lange, C., & Manz, K. (14. 06 2017). Gesundheitsfördernde körperliche Aktivität in der Freizeit bei Erwachsenen in Deutschland. (RKI, Hrsg.) *Journal of Health Monitoring , 2* (2), S. 37-44.

Krug, S., Jordan, S., Mensink, G. B., Müters, S., Finger, J. D., & Lampert, T. (2013). Körperliche Aktivität. Ergerbnisse der Studie zur Gesundheit Erwachsener in Deutschland (DEGS1). *Bundesgesundheitsblatt - Gesundheitsforschung - Gesundheitsschutz* (56), S. 765-771.

Maiorana, A., O'Driscoll, G., Goodman, C., Taylor, R., & Green, D. (Mai 2002). Combined aerobic and resistance exercise improves glycemic control an fitness in type 2 diabetes. *Diabetes Research and Clinical Pratice , 56* (2), S. 115-123.

Rütten, A., & Pfeifer, K. (2016). *Nationale Empfehlungen für Bewegung und Bewegungsförderung.* Erlangen: Friedrich-Alexander-Universität Erlangen-Nürnberg.

U.S. Department of Healh and Human Services. (2018). *Physical Activity Guidelines for Americans (2nd Ed.).* Abgerufen am 5. August 2020 von https://health.gov/sites/default/files/2019-09/Physical_Activity_Guidelines_2nd_edition.pdf

6 Abbildungs- und Tabellenverzeichnis

6.1 Tabellenverzeichnis

BEI GRIN MACHT SICH IHR WISSEN BEZAHLT

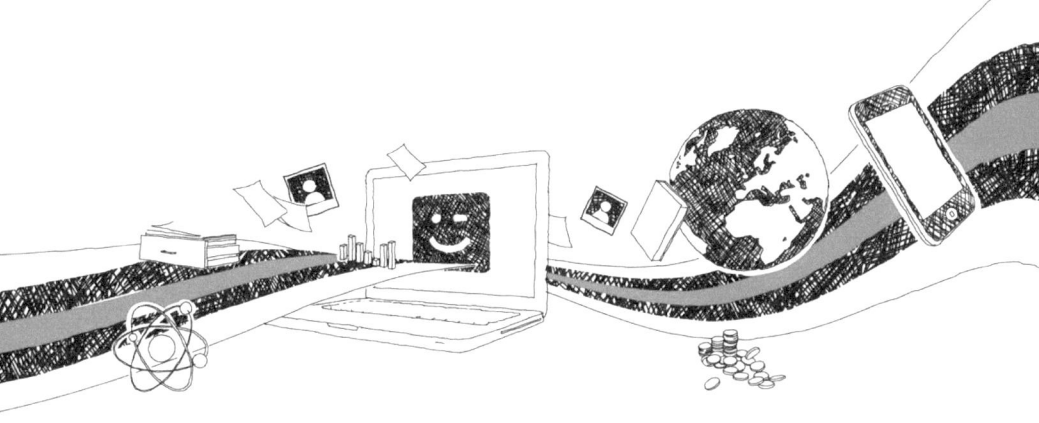

- Wir veröffentlichen Ihre Hausarbeit,
  Bachelor- und Masterarbeit

- Ihr eigenes eBook und Buch -
  weltweit in allen wichtigen Shops

- Verdienen Sie an jedem Verkauf

Jetzt bei www.GRIN.com hochladen
und kostenlos publizieren